AF392985

COURS D'HYGIÈNE DE LA VOIX

Professé au Conservatoire de Musique, par le Dʳ L. MANDL.

LEÇON DE CLÔTURE

Mesdames et messieurs ,

Permettez-moi de résumer aujourd'hui, en quelques mots, l'ensemble des faits et des considérations exposés dans nos entretiens précédents, et qui constituent les principes de l'Hygiène de la voix.

Le son en général, et bien entendu aussi la voix, est produit par les vibrations d'un corps solide ou gazeux. Il présente trois caractères essentiels, à savoir : l'*intensité* (force ou faiblesse), la *hauteur* (acuité ou gravité) et le *timbre*. L'*intensité* dépend de la force de l'ébranlement initial et de l'élasticité du corps vibrant ; le son a d'autant plus de hauteur que le nombre des vibrations, dans un espace de temps donné, est plus considérable ; le mélange du son fondamental avec les sons dits partiels ou harmoniques et avec les bruits accessoires, tels que le frottement de l'archet, etc., détermine le *timbre,* qui fait distinguer des sons de la même hauteur, suivant la source qui les produit.

La voix est formée dans le *larynx,* qui est une cavité presque triangulaire composée de cartilages et dans laquelle nous apercevons deux lèvres saillantes à l'intérieur, les *lèvres vocales,* habituellement appelées cordes vocales, lesquelles limitent un espace destiné au passage de l'air, nommé la *glotte.* Au-dessous du larynx sont situés les poumons, et au-dessus le pharynx, avec les cavités nasales, etc.

Les organes de la voix peuvent être fatigués par le mécanisme de leur fonctionnement (§ I ; ils sont en outre influencés par leurs rapports avec les diverses fonctions de l'organisme (§ II) ou par ceux qu'ils entretiennent avec le monde externe (§ III).

§ I

La voix se produit par l'air expiré des poumons, qui fait vibrer les bords de la glotte, c'est-à-dire les lèvres vocales, et va se répercuter dans le pharynx.

L'air expiré détermine l'ébranlement initial; — l'intensité du son dépend, par conséquent, de la respiration. Cette fonction comprend deux actes qui se succèdent continuellement, à savoir : l'inspiration et l'expiration. Celle-ci doit s'accomplir de manière à fournir sans fatigue, sans dépense inutile de forces, la quantité d'air nécessaire à l'émission du son. On ne saurait, en déclamant ou en chantant, ni phraser, ni filer un son, si l'on ne sait ménager l'air en ralentissant l'action des agents qui fonctionnent pendant l'expiration. Ce travail de ralentissement de l'expiration constitue ce que l'on appelle appuyer la voix sur telle ou telle portion du thorax. Toute l'attention de l'artiste doit être fixée, sur le mode d'expiration le moins fatigant. Or ceci dépend de la manière dont l'inspiration a été faite, car, suivant que telle ou telle portion du poumon a été remplie d'air, il est plus ou moins facile de ménager cet air. En effet, l'inspiration peut se faire de trois manières différentes, suivant que l'on dilate les poumons à leur base, par la contraction du diaphragme, ou dans leur portion moyenne, en déplaçant latéralement les côtes, ou, à leur sommet, en soulevant la clavicule et les épaules. Ce dernier mode, qui constitue la respiration claviculaire, est le plus fatigant, parce que le grand nombre de parties osseuses et musculaires qui a été soulevé pendant l'inspiration et qui tend à retourner au plus vite à l'état de repos, exige une grande dépense de forces pour être maintenu, pendant toute l'expiration, dans sa position soulevée. La fatigue qui en résulte fait gonfler les veines et les muscles du cou; la voix devient étranglée ; l'inspiration difficile finit par produire le hoquet dramatique. Rien de pareil ne s'observe dans la respiration abdominale, qui s'accomplit par la contraction du diaphragme et n'entraîne que le déplacement des intestins.

Les vibrations des lèvres vocales déterminent par leur nombre la hauteur du son. Or, ces vibrations dépendent de la tension des lèvres vocales, de leur longueur et de leur largeur : toutes circonstances variables suivant la contraction des muscles qui siégent à l'intérieur du larynx. Ce travail des fibres musculaires peut fatiguer l'organe par sa prolongation disproportionnée aux forces de l'individu ; par une dépense inutile de forces, lorsqu'on crie au lieu de parler ou de chanter, en appuyant la voix sur les muscles du cou; lorsqu'on contracte ou que l'on relâche les muscles laryngés dans des proportions qui ne répondent pas à aux qualités individuelles de l'organe, c'est-à-dire que l'on déplace la voix ; lorsque l'accollement des lèvres vocales n'a pas lieu avant l'émission du son, qu'une portion de l'air s'échappe sans faire vibrer les lèvres et que la voix est mal posée, etc. La voix fatiguée devient chevrotante, incertaine, couverte, rauque ; des mucosités se produisent (chats), etc.

Les différences du timbre dépendent des bruits accessoires, du nombre et de l'intensité des sons harmoniques, déterminés par la forme et la qualité de la caisse de résonnance, qui est représentée dans l'instrument vocal par le pharynx et les cavités avoisinantes. La résonnance est très variable suivant l'élasticité, la dimension, la contractilité, etc., des éléments organiques qui composent le pharynx , et qui déterminent les qualités individuelles de la voix et doivent, par conséquent, être étudiés attentivement sur chaque individu. C'est la configuration donnée au pharynx qui forme la voyelle, comme le démontre un tuyau à anche surmonté d'un résonateur, dont l'ouverture, variable à volonté , fait entendre les voyelles *o*, *a*, *e*, et les timbres *sombré* ou *clair*. L'abus ou l'exagération d'un timbre provoque des maux de gorge, l'angine granuleuse, etc.

Pour éviter toutes ces causes diverses de fatigue, nous croyons indispensables certains exercices, préalables à l'enseignement du chant et que nous comprenons sous le nom du *gymnastique vocale*. Ces exercices concernent les divers muscles actifs dans la respiration, dans la pose de la voix, dans la configuration du pharynx, dont l'élève doit être maître avant tout, afin que le mécanisme favorise et n'entrave point l'émission des sons.

§ II

En dehors du mécanisme, les diverses fonctions de l'organisme exercent également leur influence sur la voix.

La respiration est un véritable acte de combustion, tel que nous le voyons s'accomplir, par exemple, dans une machine à vapeur. L'air expiré est chaud et rempli de vapeur d'eau et d'acide carbonique. Cette combustion s'accomplit par la consommation de certains éléments organiques ; les pertes subies sont réparées par l'air frais, les boissons et les aliments.

Ces éléments réparateurs doivent être pour le chanteur ou l'orateur, chez lesquels la respiration est plus active que dans les conditions habituelles, non-seulement nutritifs, aptes à reconstituer les forces perdues (viande, lait, céréales), mais aussi propres à faciliter l'acte respiratoire (beurre, graisses, huiles), sans apporter de l'irritation (alcooliques).

Les organes de la voix ne sauront être exercés sans danger que lors-qu'ils auront acquis tout leur développement, et que la santé générale favorisera leur fonction. Les exercices doivent être appropriés à l'âge, à la constitution, aux forces de l'individu; ils sont entravés par l'acte de la digestion, par un trouble de la circulation. La tranquillité de l'esprit et du système nerveux en général est absolument nécessaire, sinon la voix est mal posée et devient faible ou criarde, tremblotante, fausse.

§ III

. Enfin, parmi les influences que peut exercer le monde externe, c'est-à-dire l'air, le sol et l'eau, ces trois éléments dont l'ensemble constitue le climat, parmi ces influences, dis-je, j'ai particulièrement insisté sur le refroidissement provoqué par une variation brusque de température, et dont les conséquences sont les états inflammatoires du larynx, du pha-rynx ou des bronches, qui doivent être combattus dès leur apparition par l'application de la chaleur.

L'ensemble des faits que je viens d'exposer fait apprécier leur utilité pour tout chanteur ou orateur, et l'absolue nécessité de la connaissance du mécanisme, surtout de la part des professeurs qui sont appelés à commencer l'éducation des élèves. Ce n'est pas lorsque des mauvaises habitudes sont déjà prises, que l'attention du chanteur doit se fixer sur les dangers que court sa voix. Là, comme ailleurs, les moyens préven-tifs, appliqués dès le principe, sont bien plus précieux. Aussi suis-je de l'avis que dans l'avenir nul ne *soit autorisé à professer, s'il ne donne des preuves que le mécanisme de la voix lui est familier, et qu'il ne soit plus permis au premier venu, parce qu'il a quelques connaissances mu-sicales, de tuer dans le germe des dispositions organiques parfois les plus heureuses.*

Et à ceux qui objecteront que tout ce fatras de préceptes est inutile, que bien des gens réussissent sans avoir la moindre idée du mécanisme, en un mot, qu'il suffit de savoir bien chanter, à ceux-ci je répondrai : N'apprenez pas à nager, jetez-vous à l'eau ; il y a des gens qui surnagent et peuvent atteindre le rivage : mais combien barbottent et combien se noient !

Docteur MANDL.

Paris. — Imprimerie Alcan-Lévy, 61, rue de Lafayette.